RÉPUBLIQUE FRANÇAISE

Ministère du Commerce, de l'Industrie, des Postes et des Télégraphes

EXPOSITION UNIVERSELLE DE 1900

IIIᵉ CONGRÈS DENTAIRE INTERNATIONAL

(Paris, 8 au 14 Août 1900)

COMMUNICATIONS ET MÉMOIRES ORIGINAUX

Juillet 1900

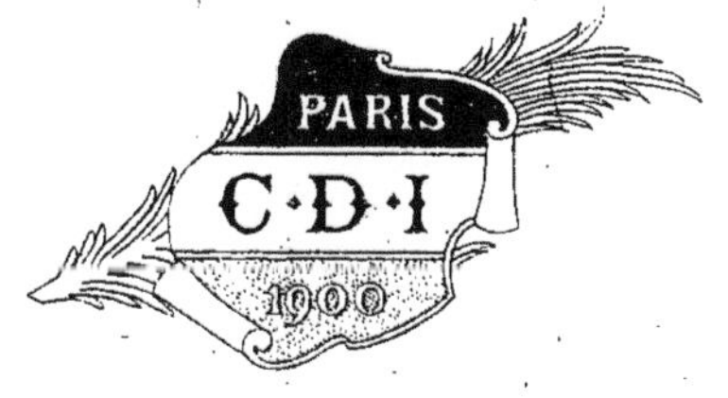

(Tous droits de reproduction et de traduction réservés)

ANGERS

GERMAIN ET G. GRASSIN, IMPRIMEURS-LIBRAIRES

40, rue du Cornet et rue Saint-Laud

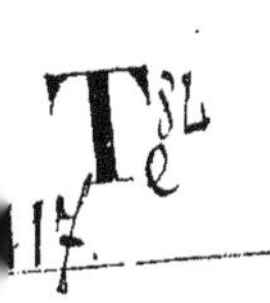

Présentation d'Appareil

pour fractures doubles du maxillaire supérieur

Présentation d'Appareil

pour fracture double du maxillaire inférieur
accompagnant
une fracture double des maxillaires supérieurs

PAR

J. BOUVET

CHIRURGIEN-DENTISTE DE L'HOTEL-DIEU D'ANGERS

Présentation d'Appareil

pour fractures doubles du maxillaire supérieur

Présentation d'Appareil

pour fracture double du maxillaire inférieur accompagnant une fracture double des maxillaires supérieurs

---

Il n'entre pas dans nos projets de rappeler tous les appareils imaginés pour la contention des fractures du maxillaire supérieur : la diversité de ces fractures implique une grande variété des appareils. Trois seulement doivent retenir notre attention : ceux de Græfe, de Goffres et de Prestat.

Quand il y a séparation des maxillaires et déplacement prononcé, de Græfe conseille un appareil constitué par un bandeau frontal d'acier garni de cuir, maintenu par une courroie derrière la tête ; de chaque côté, ce bandeau porte une coulisse verticale où glisse une tige d'acier qu'une vis de pression permet de fixer à bonne hauteur. Chaque tige présente, pour embrasser la lèvre, une courbure terminée par une gouttière d'argent destinée aux dents de la mâchoire supérieure.

L'appareil de Goffres, pour fracture comminutive, est formé d'un casque prenant point d'appui sur le crâne et maintenu par une courroie qui passe sous le menton ; en avant, l'armature frontale présente une pelote avec deux vis fixant deux tiges verticales qui se tordent pour le passage du nez et se terminent à la bouche ; à ce niveau, elles offrent deux capsules d'acier que l'on garnit de gutta-percha ramollie au moment de poser l'appareil. Une pelote à tige latérale, qui se fixe par un écrou sur une des tiges verticales, presse sur l'un des maxillaires.

Pour fixer la voûte palatine, séparée du reste du maxillaire, Prestat se servit de deux bandes d'argent larges de deux centimètres, longues de quinze ; il leur donna la forme d'une S recourbée : chacune offrait ainsi deux gouttières pour les dents et les lèvres ; il plaça chaque bande près de la commissure labiale, sur la canine et la première petite molaire, puis, avec une pince, il comprima, près de la racine, la gouttière destinée aux dents. Enfin, il donna une inclinaison convenable à l'appareil et fixa le tout au bonnet du malade au moyen de rubans.

A ces appareils nous ferons trois reproches : la contention des fragments est imparfaite, la correction d'un défaut dans la coaptation est impossible ou défectueuse, l'alimentation du blessé est rendue très difficile par la présence d'une gouttière qui empêche l'articulation des dents supérieures et inférieures.

Ce sont là trois écueils que nous avons tâché d'éviter dans la construction de l'appareil qui nous a servi pour les deux malades dont voici maintenant les observations.

Fracture double des maxillaires supérieurs

Observation communiquée par M. le Dʳ MULLOIS

ancien chef de clinique chirurgicale à l'Hôtel-Dieu d'Angers

Le 5 avril 1897, M. F..., fermier aux environs d'Angers, était occupé à couper une branche de peuplier de cinquante centimètres de diamètre, qui formait un Y avec une autre branche de même dimension. Quand cette branche fut complètement tranchée, les extrémités tombèrent sur le feuillage d'un arbre voisin, ce qui en empêcha la chute. — Pour faciliter le dégagement, M. F..., monté sur une échelle, se pencha sur l'autre branche, la joue droite appuyée dessus, et essaya de faire tomber la première : celle-ci, ébranlée, se mit en mouvement et, glissant sur la joue gauche de F....., lui comprima ainsi la face, et c'est avec beaucoup de peine que des voisins purent le dégager après vingt-cinq minutes d'efforts.

A mon arrivée, une demi-heure après l'accident, je constatai sur l'arbre les traces d'une abondante hémorragie, F..., qui n'avait pas perdu connaissance et qui avait fait une trentaine de mètres à pied, me donna lui-même les renseignements ci-dessus ; l'intelligence était donc intacte.

Sur la face, seulement quelques écorchures et quelques ecchymoses ; mais la parole était embarrassée, le nez et l'arrière-gorge étaient remplis de sang, reste de l'hémorragie ; sauf une dent brisée, le maxillaire inférieur était intact ; mais ce qui attira mon attention, ce fut la facilité avec laquelle je pus faire mouvoir dans tous les sens les deux maxillaires supérieurs : parfaitement unis sur la ligne médiane, ils semblaient détachés du reste de la face en haut et en arrière et formaient un bloc qu'on pouvait faire osciller comme un battant de cloche, dans la cavité buccale, ne tenant plus que par leur adhérence aux parties molles qui étaient intactes.

Cherchant alors à me rendre compte de la direction de la fracture, j'examinai la face avec soin ; à gauche, fracture complète de l'os propre du nez, d'une partie du bord inférieur de l'orbite, enfoncement de l'os malaire qui était éclaté en plusieurs morceaux, ainsi que l'apophyse malaire.

De ce côté, la joue était aplatie et l'œil légèrement projeté en avant [1].

A droite, à-part la fracture de l'os du nez, il était impossible de trouver de crépitation. Il fallait, pour expliquer la mobilité anormale, que le trait de fracture passât suivant une ligne horizontale située au-dessous de l'os malaire, divisant le sinus.

Les deux palatins et les apophyses ptérygoïdes étaient certainement brisés.

En pressant avec l'index sur ces apophyses, on pouvait les faire mouvoir en même temps que le malade éprouvait une vive douleur. La cloison du nez était forcément fracturée.

Non seulement l'ensemble des maxillaires est mobile, mais, abandonnés à eux-mêmes, ces os prennent une position vicieuse.

[1] M. le Dr Motais a bien voulu nous communiquer l'examen suivant :
Examen ophtalmoscopique (deux yeux). — Pupilles et membranes profondes absolument normales. — Milieux transparents.
Examen fonctionnel (deux yeux). — Acuité visuelle parfaite $= I$. — Champ visuel normal. — Mouvements complets de tous les muscles droits et obliques dans tous les sens.
L'œil droit présente encore un peu d'ecchymose sous-conjonctivale due à une infiltration sanguine de voisinage, mais sans gravité.
En somme, les deux yeux sont normaux.

En effet, leur rebord alvéolaire est abaissé et porté en arrière du bord alvéolaire inférieur : à l'état normal, les dents sont superposées chez notre malade, l'usure des dents supérieures le prouve.

Enfin, quand on remet en place le fragment, le malade ne peut arriver à fermer la bouche, et il reste entre les incisives supérieures et inférieures un écartement suffisant pour introduire le doigt.

Pour assurer le maintien des os fracturés, j'eus recours à M. Bouvet, dentiste de l'Hôtel-Dieu, à qui j'avais vu plusieurs fois appliquer avec succès des appareils contentifs ou de prothèse dans les cas les plus difficiles.

Je lui communiquai mes craintes sur le danger qu'il y aurait à laisser le malade avec une alimentation insuffisante et avec un appareil interdisant les grands lavages.

C'est alors que M. Bouvet imagina l'appareil décrit ci-dessous.

DESCRIPTION DE L'APPAREIL

Voici le principe de l'appareil : une plaque de métal, enchâssant solidement la voûte du palais et le rebord alvéolaire, est reliée à un casque céphalique par un système de tiges articulées qui permettent de placer et de maintenir cette plaque, et par suite, le maxillaire dans une position immuable.

Ceci dit, nous décrirons successivement les pièces de l'appareil, à savoir, le casque, la plaque, le système de tiges articulées. *(Pl. I.)*

Le casque est formé de trois bandes d'acier, contournées, doublées de cuir. La bande fronto-occipitale horizontale peut être serrée à volonté, au moyen d'une courroie et d'une boucle qui terminent en arrière ses deux extrémités.

La bande sagittale incomplète, comme dans les masques d'escrime, prend point d'appui sur l'occiput.

La dernière est transversale et réunit les deux autres.

La bande horizontale présente latéralement, un peu en avant, une fente GG également horizontale de huit centimètres de long sur un de large. — Dans cette glissière se déplace une petite plaque ronde P munie en son centre d'une vis V perpendiculaire à son plan. Sur cette vis peuvent se mouvoir une plaque intermédiaire H percée d'un orifice, une lame A, un écrou F.

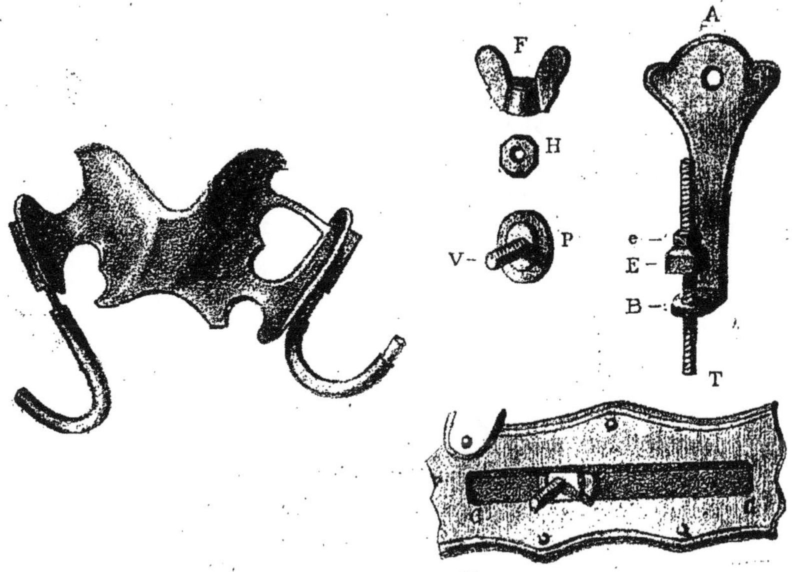

La plaque palatine, qui est la pièce fondamentale, est en platine ; on a pu lui donner ainsi une faible épaisseur compatible avec une grande solidité : elle a été exécutée d'après un moule de la voûte du palais et de l'arcade dentaire.

On a utilisé les espaces libres entre les dents et la place des dents absentes pour réunir la partie palatine aux faces qui recouvrent les parois alvéolaires externes.

Le système d'articulation comprend une lame de métal solide A, de forme triangulaire, percée en haut d'un orifice pour le passage de la vis V.

Cette lame se recourbe en bas, à angle droit, pour former une petite plate-forme B percée d'un orifice central, dans lequel s'engage la tige T. Sur cette tige T rectiligne cylindrique et filetée peuvent se placer deux écrous E, e ; celui-ci, plus petit, au-dessus de E.

Après un parcours de dix centimètres, la tige T se recourbe à angle droit, puis, au bout de neuf centimètres, elle se contourne et se dirige en avant et un peu en dedans, en demi-cercle, dans un plan horizontal, puis prend une section rectangulaire et se soude à l'une des faces externes de la plaque palatine. Les parties angulaires de la tige ont été trempées, ce qui leur assure une grande résistance.

Enfin, on a donné à l'extrémité une forme rectangulaire pour que la soudure avec la plaque soit d'une solidité parfaite.

Voyons maintenant l'agencement de ces pièces.

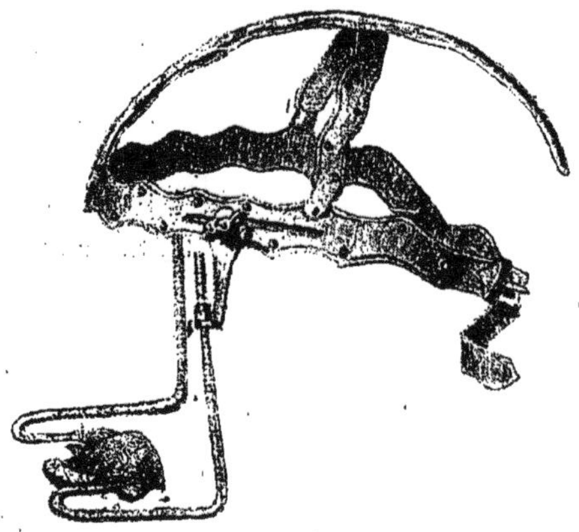

On pose le casque et l'on serre la courroie, de façon que tout tienne bien en place. La plaque palatine est mise en place dans la bouche et les deux branches T, à peu près verticales, sont introduites dans les orifices B. Cela fait, on introduit la vis V dans l'orifice de la lame intermédiaire H, puis dans celui de la lame A, par-dessus laquelle on visse l'écrou F, mais sans serrer à bloc. — La lame A participe alors au mouvement de P et peut se promener d'un bout à l'autre de la glissière G G. — De plus, elle oscille autour de V comme axe, de sorte qu'on peut lui donner l'orientation que l'on désire et que l'on rendra permanente en serrant à bloc l'écrou F.

On place donc la lame A dans la position qui paraît la meilleure et on visse l'écrou E sur la tige T. On rectifie, s'il y a lieu. Enfin, quand tout paraît bien en place, on serre à bloc en mettant le petit écrou e.

L'avantage de ce système d'articulation est de permettre au chirurgien de diriger à son gré le maxillaire qui fait corps avec la plaque du palais, de le faire avancer ou reculer en déplaçant la plaque P sur la glissière, de l'élever en agissant sur les écrous E, e.

Lorsque tout est en place, il est impossible d'obtenir le moindre déplacement.

Enfin, le malade peut se servir de sa mâchoire inférieure, exécuter des mouvements de mastication et s'alimenter convenablement.

Cet appareil fut mis en place six jours après l'accident.

Dans les premiers jours on se contenta de faire avaler des potages ; mais, dès le cinquième jour, le malade mangeait du pain et, le huitième jour, il mâchait de la viande sans difficulté.

Au bout de quinze jours, l'appareil fut enlevé et la consolidation paraissait déjà suffisante ; par précaution, on fit encore garder pendant quinze jours l'appareil, qui ne gênait en aucune façon le blessé.

Le résultat dépassa notre espérance ; non seulement le malade n'eut pas de fièvre, mais encore, grâce aux fréquents

lavages à l'eau boriquée, à une alimentation assez abondante
et à la parfaite contention de la fracture, il fut possible, au
bout d'un mois, d'enlever l'appareil et, aujourd'hui, M. F...
n'a plus qu'un peu de gêne dans l'ouverture et la fermeture
de la bouche, et ce mouvement devient de plus en plus
facile et de plus en plus ample de jour en jour.

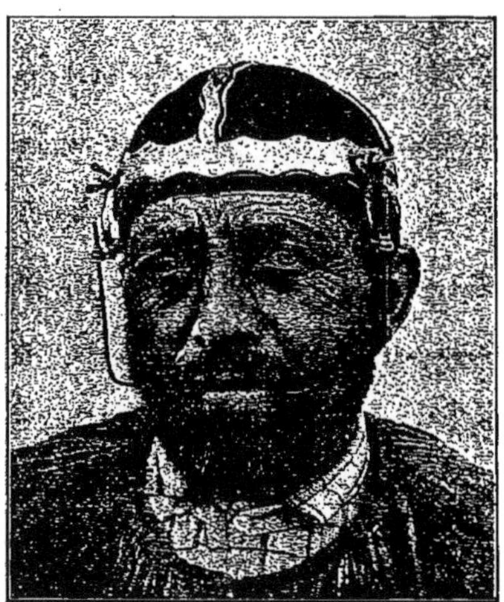

Avant de terminer cette observation, nous devons faire
une remarque. En construisant cet appareil, nous nous
sommes inspiré de l'appareil imaginé par M. le Dr Martin,
et modifié par M. Martinier, pour les fractures du maxillaire
inférieur. Dans cet appareil, le point d'appui est pris sur
une mentonnière moulée en dehors sur la mâchoire inférieure ; une gouttière métallique modelée après empreinte
de la mâchoire inférieure est reliée à cette mentonnière, au
moyen d'un ressort médian ou de branches latérales qui
viennent se fixer sur les côtés à l'aide de vis ; ce dispositif permet de réduire la fracture et de corriger, au
besoin, le déplacement. Une idée analogue nous a guidé :

nous avons cherché un point d'appui sur la région occipito-frontale, et, les conditions étant un peu différentes, nous avons pu disposer, d'autre part, une plaque palatine que nous avons reliée au casque par un système de tiges et de glissières qui nous permettent de porter en avant ou en arrière le massif osseux des maxillaires, de le déplacer plus ou moins légèrement suivant les indications, de corriger à volonté une coaptation jugée défectueuse ou insuffisante.

Fracture double des maxillaires supérieurs accompagnée d'une fracture double du maxillaire inférieur.

Observation inédite.

M. le Docteur C... était blessé le 25 avril 1900 dans les circonstances suivantes : son cheval, attelé, s'étant échappé, il courut pour l'arrêter, buta au moment où, ayant atteint le flanc gauche de l'animal, il tendait la main pour saisir les rênes, et, pris entre un mur et la voiture, tomba si malheureusement qu'une roue lui passa successivement sur la tête et sur la poitrine. Le blessé ne sait pas exactement quelle était la position de sa tête par rapport au sol et à la roue. Il dit seulement que le côté gauche a été plus éprouvé que le droit.

Le blessé ne perdit pas connaissance ; il put se relever et s'asseoir.

Au moment de l'accident, la douleur avait été nulle ; seulement, M. C... se rendit parfaitement compte que quelque chose se brisait, sans pouvoir préciser l'endroit. Il put constater lui-même tout aussitôt qu'il avait la mâchoire inférieure brisée en deux endroits, et il sentit une crépitation manifeste au niveau des os du nez.

L'hémorragie par le nez et par la bouche fut très abondante et causa à deux reprises des étourdissements, pas de syncope.

Les téguments étaient peu lésés ; quelques plaies seulement au côté gauche de la face.

Du côté du thorax, le blessé en fut quitte pour une forte contusion. Les dégâts étaient beaucoup plus graves à la face.

Le soir même de l'accident, M. C... se rendit à Angers, à la maison de santé de Saint-Martin, pour se remettre aux soins de M. le Dr Monprofit, professeur de clinique chirurgicale. C'est à l'obligeance de M. le Dr Monprofit, qui voulut bien nous confier le traitement de ce malade, que nous devons de publier cette observation.

Pendant les premiers moments, M. C... pouvait encore parler, mais très rapidement le gonflement apparut, la douleur survint et le blessé ne put émettre une parole. Il fut dès lors condamné à écrire sur une ardoise. La perte de sang, qui avait été considérable, la trépidation de la voiture et du chemin de fer, une sensation de soif intolérable, toutes ces causes réunies avaient beaucoup fatigué M. le Dr C..., qui arriva exténué à la maison de santé. Sa situation était rendue plus pénible encore par l'impossibilité où il se trouvait de se pencher en arrière, si peu que ce fût, et même de se tenir assis dans la position normale. Quand M. C... essayait de se relever, il était immédiatement obligé de se rejeter en avant, parce qu'il croyait étouffer et qu'il lui semblait que quelque chose lui piquait la paroi postérieure du pharynx. En même temps, il éprouvait une envie de vomir très pénible. Ces phénomènes cessaient quand M. C... reprenait la position penchée en avant ou bien quand, avec un doigt, on pouvait ramener en avant les maxillaires supérieurs.

A ce moment la plus grande souffrance pour le blessé provenait de la soif qui était excessive. On voulut lui donner à boire : en vain en essaya le verre, la cuiller, on tenta de lui injecter dans l'œsophage de la limonade avec une seringue. Le malade rejetait immédiatement le liquide, les mouvements de déglutition étant impossibles, et ces efforts s'accompagnaient d'une douleur très vive.

Le blessé fut examiné immédiatement par MM. les docteurs Monprofit, Boquel, Milsonneau, Bernard, Canonne et par nous.

Cet examen fut rendu très difficile par la position imposée au blessé. Il fallut se servir pour explorer la cavité buccale de l'éclairage électrique.

On constata tout d'abord une double fracture du maxillaire inférieur.

Le trait de fracture portait du côté droit entre les deux prémolaires et du côté gauche en arrière de la seconde prémolaire.

On voyait la racine de la seconde prémolaire droite ébranlée par le choc. Les parties molles étaient déchirées à ce niveau et il y avait un écart de un centimètre entre les deux prémolaires droites.

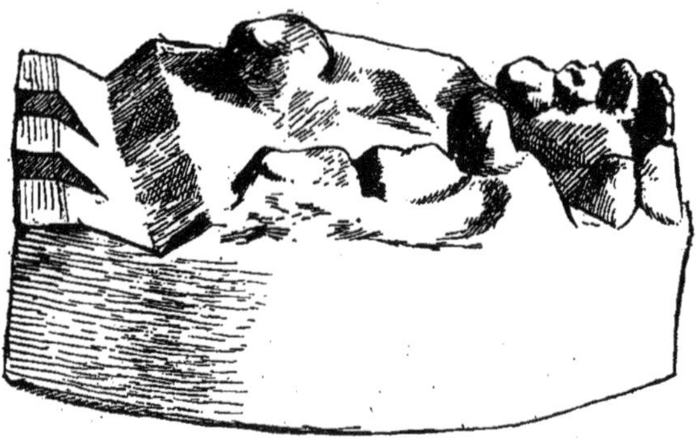

Empreinte de la mâchoire inférieure montrant le déplacement

L'absence de parties molles permettait de voir le foyer de la fracture et de constater la parfaite régularité des fragments qui semblaient détachés comme par un trait de scie.

A gauche l'écart était beaucoup plus faible et d'ailleurs les parties molles étaient intactes. La partie médiane de l'os, séparée du reste, avait subi un mouvement de bascule en avant, attirée en bas par les muscles sus-hyoïdiens, tandis que les branches étaient attirées vers le haut par les muscles antagonistes.

L'examen de la face révéla les lésions suivantes. Au niveau des os propres du nez sur la ligne médiane et de chaque côté on sentait une crépitation très nette. Le doigt promené au-dessous du rebord orbitaire inférieur et au-dessus de l'arcade dentaire provoquait une douleur vive dans une direction horizontale.

L'examen de la bouche montre que le rebord alvéolaire supérieur a subi un mouvement de bascule en bas et en arrière si prononcé que les canines supérieures se trouvent sur la même ligne transversale que les premières grosses molaires inférieures.

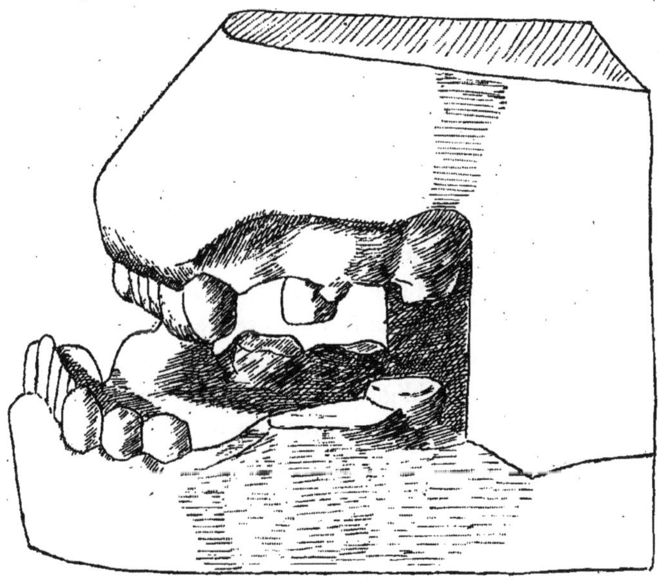

Articulation au moment de l'accident

Le double mouvement de bascule en sens inverse des fragments supérieur et inférieur est tel que l'écart des incisives supérieures et inférieures dans le plan horizontal est de deux à trois centimètres.

Il est impossible de se livrer à aucune exploration plus complète : on ne peut introduire le petit doigt dans la bouche pour aller à la recherche des apophyses ptérygoïdes. Mais, en saisissant le massif osseux des maxillaires supérieurs entre les deux doigts appliqués au niveau des canines, on peut promener en tous sens l'arcade dentaire supérieure absolument comme un battant de cloche.

En somme le blessé présente une fracture transversale double des maxillaires supérieurs sans disjonction sur la ligne médiane. Nous ferons remarquer en passant qu'il est tout à fait exceptionnel de constater un déplacement et une mobilité aussi considérables : la littérature chirurgicale ne nous a fourni qu'un nombre très minime de cas semblables.

Le blessé prétend que, du côté gauche, le fragment supérieur a tendance à basculer en bas et en dedans : cette sensation est due sans doute à l'absence de dents sur l'arcade dentaire inférieure au point correspondant.

On comprend maintenant que le massif osseux, n'étant plus maintenu que d'une façon très lâche par les parties molles, a de la tendance à fuir en arrière, jusqu'au contact avec la paroi postérieure du pharynx ; c'est ce qui explique que le malade est obligé de rester penché en avant, sous peine de suffoquer ou d'éprouver de violentes nausées.

Voici maintenant quelle fut la marche de la fracture :

Le gonflement apparut d'abord lentement, mais il atteignit dès la première nuit des proportions telles que M. C.., devint méconnaissable et qu'il eut peur d'étouffer. Ce gonflement de la tête et du cou s'accompagna d'ecchymoses ; ces phénomènes étaient très marqués aux paupières inférieures, surtout du côté gauche.

A ce moment, l'état du malade inspira les plus vives inquiétudes aux médecins qui craignaient de voir survenir des complications inflammatoires du côté des premières voies respiratoires.

Mais ces phénomènes s'amendèrent assez vite.

Pendant quelques jours, le blessé ne put se coucher : il dut rester dans un fauteuil, une table devant lui pour appuyer sa tête.

Le sang et les mucosités trouvaient ainsi un écoulement facile.

Pendant longtemps, le blessé eut à se plaindre d'une salivation dont l'abondance et la continuité le fatiguaient beaucoup.

A aucun moment la température ne s'éleva.

Le traitement général consista en lavages de la bouche à l'eau boriquée répétés tous les quarts-d'heure, en injections de serum artificiel, en lavements nutritifs pendant tout le temps que le malade ne put rien avaler. Plus tard, et très lentement, il réussit à prendre une nourriture exclusivement liquide, et encore l'absorbait-il en soutenant les fragments du maxillaire inférieur et en penchant la tête en avant. La déglutition était très pénible.

Le 26, lendemain de l'accident, nous avons pris l'empreinte de la mâchoire supérieure. Cette opération fut peut-être la partie la plus difficile dans la confection de notre appareil, tant à cause de la position incommode qui nous fut imposée par la situation même du malade, que par la douleur et la résistance de celui-ci à nos essais.

De plus, les fragments postérieurs de la mâchoire inférieure suivaient les mouvements imprimés aux mâchoires supérieures et gênaient l'introduction du porte-empreinte.

Enfin, après de longs tâtonnements, nous avons réussi dans notre entreprise, grâce à l'aide que nous prêta le Dr Cannone, en relevant et en maintenant en place, à l'aide de précelles, la mâchoire supérieure.

Le 29 avril un appareil fut placé pour la contention des maxillaires supérieurs. Cet appareil est absolument identique à celui que nous avons décrit plus haut. Nous n'y reviendrons pas. Nous ferons remarquer que, toutes les dents existant dans ce cas à la mâchoire supérieure, nous avons réuni la plaque palatine aux faces qui recouvrent les parois alvéolaires externes au moyen de fils de platine ajustés entre les dents au niveau de la face triturante.

Le malade ressentit pendant deux heures, après la pose de l'appareil, des douleurs assez fortes qui nous obligèrent à desserrer légèrement les vis commandant les tiges de rappel.

Mais, dans l'après-midi, il put s'allonger dans un fauteuil et dans la nuit du 29 au 30, pour la première fois, il put se reposer deux heures dans un lit.

Le 1ᵉʳ mai nous avons pris l'empreinte de la mâchoire inférieure : mais pour ce faire il nous fallut enlever, à notre grand ennui, l'appareil du haut dont les branches latérales étaient gênantes à cause de leur courbure exagérée, courbure que nous avions dû cependant leur donner pour respecter le gonflement énorme de la lèvre supérieure.

Nous attirons votre attention sur le fait suivant : Aussitôt que l'appareil fut enlevé, le malade, qui était assis dans la position habituelle, éprouva une douleur violente : il porta en criant ses mains de chaque côté de la tête et, comme les jours précédents, il dut se jeter en avant pour mettre fin à la souffrance aiguë qu'il endurait : le maxillaire supérieur reprenant alors sa position normale le blessé cessa de se plaindre aussi vivement ; il nous restait à prendre l'empreinte inférieure, ce qui ne se fit pas sans difficulté, et toujours pour les mêmes raisons. Quand ce fut fait, l'appareil fut remis en place, la douleur cessa aussitôt et le blessé peut reprendre la position verticale.

Le jeudi 3 mai l'appareil construit à l'aide de cette empreinte fut mis en place.

Voici quelle était la disposition de cet appareil. Nous avons employé la gouttière en métal conseillée par

M. le docteur Martin (de Lyon). Cette gouttière fut fixée au moyen de tiges métalliques passées à droite entre la première prémolaire et la canine, à gauche entre l'incisive latérale et la canine.

Le résultat obtenu nous parut insuffisant. Ceci tenait à plusieurs causes. D'abord l'empreinte de la mâchoire inférieure était défectueuse, ce qui n'a rien d'extraordinaire étant donnée la difficulté que nous avions eu à la prendre : les molaires étaient très courtes et le point d'appui en arrière nous faisait défaut. Il en résultait que le fragment antérieur retombait en avant entraînant avec lui l'appareil qui se relevait en arrière et ne servait plus à rien. Nous avons alors imaginé de glisser une tige métallique entre la première et la seconde grosses molaires droites. Cette tige, fixée en

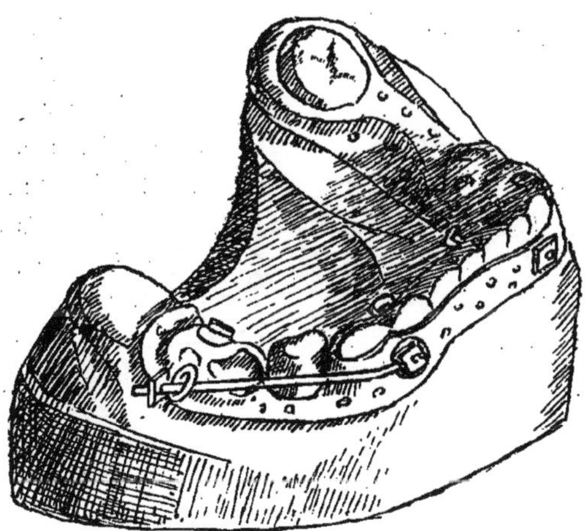

Mâchoire inférieure avec appareil en place

dedans par un écrou, se termine du côté de la joue par un anneau. Une autre tige de trois centimètres de long, fixée en avant, à l'extrémité de la tige qui fait saillie au niveau de l'interstice de la prémolaire et de la canine, passe, à sa partie postérieure, dans l'anneau; elle est terminée, au delà de cet anneau, par un pas de vis sur lequel nous pouvons faire avancer un écrou : en serrant cet écrou nous amenons les deux fragments au contact l'un de l'autre. Nous devons dire que la pose de la tige glissée entre les molaires et le serrage de l'écrou constituèrent une opération des plus longues.

A partir de ce jour, une amélioration notable se fit sentir. Le blessé, qui déjà pouvait tenir sa tête droite ou penchée en arrière, put prendre une nourriture plus substantielle. Il put sortir les jours suivants.

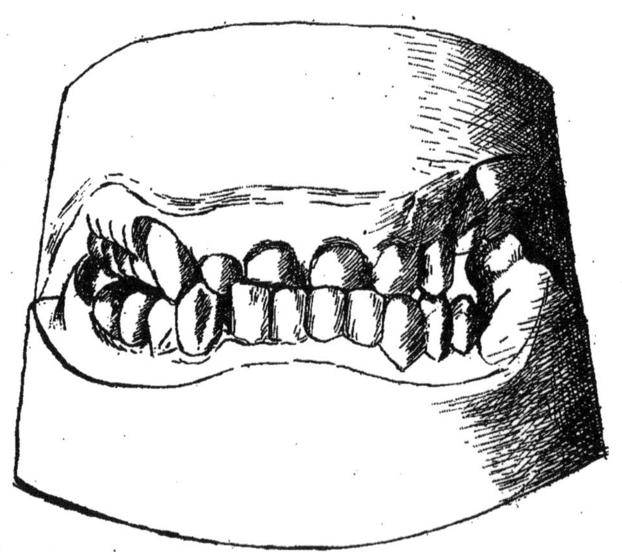

Articulation après réduction

L'appareil supérieur fut enlevé le 22e jour, la consolidation était complète. Le second ne fut ôté que 50 jours après sa mise en place. Pendant deux mois, le blessé éprouvait une sensation particulière au niveau des dents qui lui paraissaient « cotonneuses ». Actuellement ce phénomène a disparu. La consolidation est parfaite. La mastication se fait bien. La déglutition n'a jamais été gênée depuis la pose des appareils. Le reproche qu'on peut nous adresser, c'est qu'aujourd'hui les dents inférieures recouvrent légèrement les dents supérieures. Quand nous avons enlevé l'appareil supérieur, nous avons constaté que les incisives supérieures et inférieures étaient bout à bout. Peut-être avons-nous été trop prompt à enlever cet appareil : mais nous n'avons agi ainsi que sur les instances réitérées de M. le docteur C..., qui, pris d'impatience, menaçait de l'enlever lui-même.

CONCLUSIONS

Dans la construction de notre appareil pour fracture double des maxillaires supérieurs, nous croyons avoir réalisé plusieurs progrès :

1° En remplaçant la gouttière destinée aux dents par une plaque moulée sur le palais. Cette plaque nous fournit un point d'appui beaucoup plus solide. Elle ne gêne en rien l'articulation des dents du haut avec celles du bas : elle évite l'emploi d'une fronde ou d'une mentonnière, c'est un avantage considérable pour le malade qui peut mâcher des aliments solides sitôt que l'appareil est en place.

2° En imaginant le système de la glissière et des tiges de rappel qui permet de reporter en avant, en arrière, de hausser ou de baisser, de faire basculer autour de l'axe horizontal la plaque palatine et, par suite, le fragment osseux qui fait corps avec elle, de mettre ce fragment dans une position exacte, de corriger au besoin une réduction jugée défectueuse.

Nous répétons que la contention est parfaite et qu'aucun déplacement n'est à craindre après la coaptation définitive.

Dans notre deuxième appareil, la partie qui nous semble nouvelle et pratique c'est le dispositif que nous avons imaginé pour remédier à l'insuffisance de la gouttière.

Nous sommes même convaincu que, dans le cas actuel, la gouttière n'a été d'aucun secours pour le rapprochement et la contention des fragments du côté droit. Ce double résultat n'a été obtenu d'une façon parfaite que par l'emploi du petit appareil que nous avons décrit. Aussi, nous sommes disposé, à l'avenir, en présence d'un cas semblable, à ne pas nous servir de la gouttière et à poser seulement ces tiges métalliques qui nous permettent de réaliser, pour ainsi dire, une suture à distance.

Nous réunirions ainsi les avantages suivants : suppression de la prise de l'empreinte, toujours douloureuse pour le malade ; rapidité beaucoup plus grande dans la construction et la pose de l'appareil ; facilité des lavages de la cavité buccale.

Angers, imp. Germain et G. Grassin. — 1564-0.